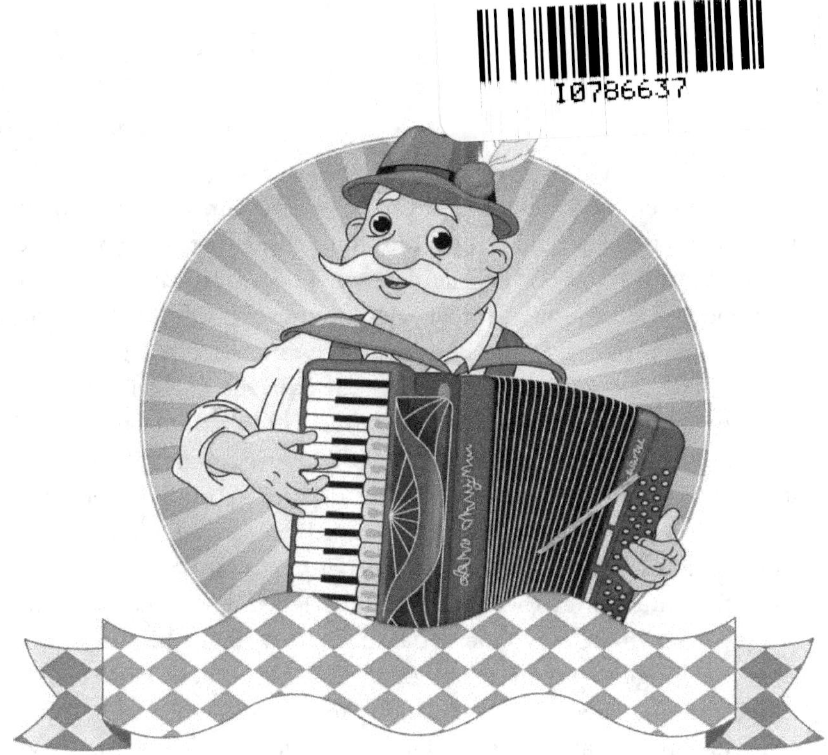

Die meisten Senioren lieben Rätsel- und Ratespiele, denn diese meist zwanglosen Aufgaben sorgen bei vielen Bewohnern für eine angenehme Abwechslung vom alltäglichen Tagesablauf. Besonders durch altersgerechte, seniorenfreundliche Quizfragen können Sie als Betreuungskräfte bzw. Alltagsbegleiter/-innen Ihre Bewohner geistig aktivieren und sie auf diese Weise kurzzeitig aus dem sich ständig wiederholenden Alltagstrott herauslotsen. Gestalten Sie einfach mit Hilfe dieses kleinen und preisgünstigen Wortsuchrätselheftes eine lustige und abwechslungsreiche Gedächtnistrainingseinheit für Ihre Bewohner und regen Sie somit Ihre Teilnehmer zum Nachdenken und Mitmachen an.

Einige Fragen sind bewusst etwas schwerer, um auch geistig fitte Personen anzusprechen oder die Rateteilnehmer in eine falsche Richtung zu lotsen. Das Ziel dieser Fragen ist nicht, dass die Bewohner alle Lösungen sofort wissen oder sich überfordert fühlen, sondern dass der gesuchte Begriff, durch „mehrere" Fragen erkannt wird. Es ist also völlig egal, ob man auf einzelne Fragen immer eine Antwort parat hat. Es kommt auf die Kombinationsfähigkeit der Teilnehmer an. Als verantwortungsvolle Betreuungskraft sollten Sie daher vor der Nutzung dieses Heftes überlegen, ob Ihre Teilnehmer noch die notwendigen geistigen kognitiven Fähigkeiten besitzen, um die gesuchte Hauptlösung überhaupt zu finden. Nehmen Sie sich bitte unbedingt die Zeit, und überlegen Sie genau, ob dieses Angebot zu Ihren Bewohnern passt. Es ist völliger Blödsinn, wenn Sie diese Fragen an demenziell veränderte Menschen richten, die der Fragestellung überhaupt nicht mehr folgen können und schon mit alltäglichen Aufgaben überfordert sind. Auch für Personen, die zum Beispiel in einer geschlossenen Demenz-Abteilung eines Heimes leben, sind diese Fragen viel zu schwer und erzeugen mehr Frust als Freude. Sollten Sie also auf einer solchen Abteilung arbeiten, nutzen Sie das Angebot bitte nicht. Natürlich ist uns klar, dass dies den meisten Anwendern bewusst ist, leider haben wir jedoch in der Testphase zu diesem Buch feststellen müssen, dass es auch in der Betreuung „Spezialisten" gibt, denen das völlig egal ist. Also noch einmal ausdrücklich: Dieses Heft ist für Bewohner geeignet mit Pflegegrad 1 bis 3, aber nicht für jeden Bewohner mit Pflegegrad 1 bis 3, denn es gibt immer wieder Ausnahmen. Achten Sie daher unbedingt auf die individuell vorhandenen Fähigkeiten und nutzen Sie das Arbeitsmaterial nicht unüberlegt.

Danke schön.

Denis Geier präsentiert:

Umschreibung Oktoberfest

Wortsuchrätsel für Senioren

Band 3

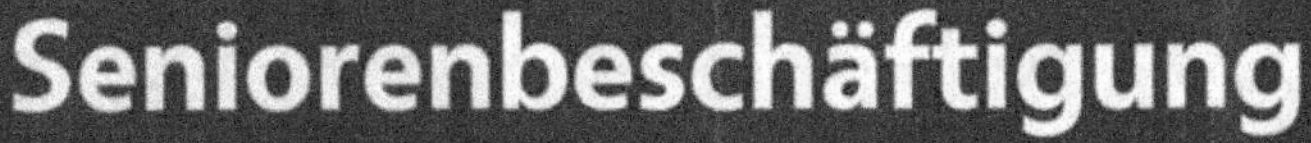

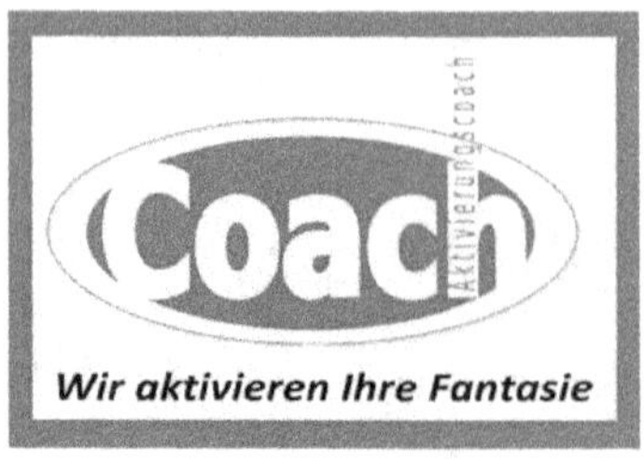

1.Auflage
Vollständige Taschenbuchausgabe

Copyright © 2018 by Denis Geier
Quellenangabe siehe Seite 32,
Herstellung und Verlag: CreateSpace, USA, Charleston,SC
ISBN-13: 978-1725671560
ISBN-10: 1725671565

Sie finden uns im Internet unter:
www.Aktivierungscoach.de

So funktioniert das Beschäftigungsangebot

In dieser Aufgabe geht es nun darum, Begriffe zum Thema „Oktoberfest" zu erraten. Dazu lesen Sie bitte Ihren Bewohnern nach und nach die 6 Hinweissätze vor. Nach jedem Hinweissatz sollen die Bewohner versuchen, den gesuchten Begriff zu erraten. Geben Sie Ihren Teilnehmern dafür bitte immer genügend Zeit. Finden Ihre Gruppenteilnehmer die gesuchte Lösung nicht, wiederholen Sie den bereits vorgelesenen Hinweissatz noch einmal und ergänzen Sie diesen mit einem weiteren neuen Hinweissatz. Dies geht solange weiter, bis Ihre Teilnehmer anhand der Umschreibungssätze den gesuchten Begriff letztendlich erraten haben oder es keinen weiteren Hinweissatz mehr gibt. Erklären Sie vor dem Vorlesen Ihren Bewohnern bitte wieder die Aufgabe mit Ihren eigenen Worten oder nutzen Sie bitte den vorformulierten Vorlesetext:

Mustertext zum Vorlesen

Diese Aufgabe ist eine Rateaufgabe. Es geht darum, anhand von Umschreibungssätzen zu erraten, was für ein Suchbegriff gesucht wird. Natürlich hat die Lösung wieder mehr oder weniger mit unserem heutigen Thema zu tun. Das da lautet?… (Warten Sie auf eine Rückantwort Ihrer Bewohner) …Oktoberfest. Lassen Sie uns nun, mit dem ersten Begriff beginnen.

Was könnte das sein? 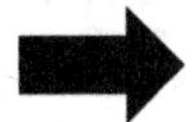

Der gesuchte Begriff ist essbar.

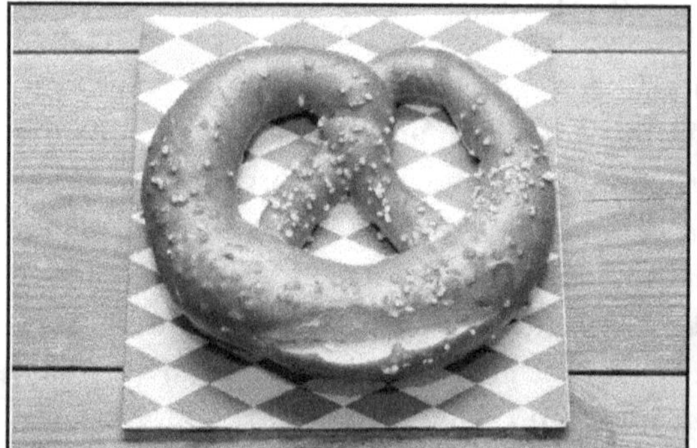

Der gesuchte Begriff hat eine sehr markante Form.

Bei dem von uns gesuchten Begriff handelt es sich um
ein beliebtes Laugengebäck.

Das gesuchte Laugengebäck
ist meistens
mit großen Salzkörnern bestreut.

Der gesuchte Begriff lautet:

„Brezel"

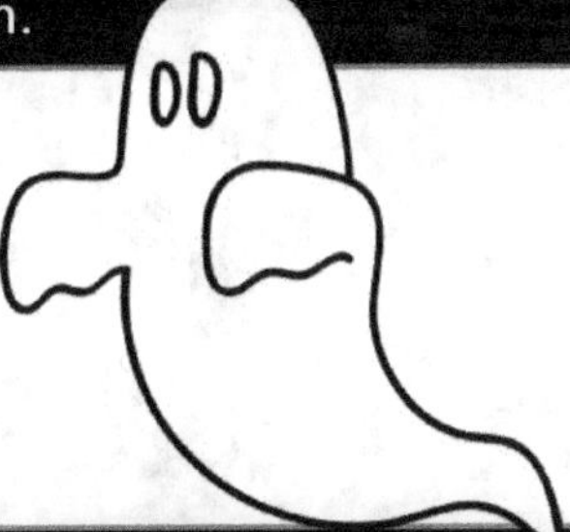

Der gesuchte Begriff ist ein
sehr dunkler Ort, sogar
wenn man diesen gesuchten
Ort tagsüber besucht.

Der von uns gesuchte Begriff ist eine beliebte
Vergnügungsattraktion auf dem Oktoberfest. Doch
kleine Kinder haben dort selten wirklich Vergnügen.

Wer es sich traut, mit der von uns gesuchten
Vergnügungsattraktion zu fahren,
kann durchaus Gänsehaut bekommen, und das,
obwohl man relativ langsam fährt.

Fantasievolle gruselige Gestalten empfangen einen in
diesem sehr beliebten Fahrgeschäft.

Bei dieser Bahnfahrt
soll man sich als Besucher erschrecken.

Der gesuchte Begriff lautet:

„Geisterbahn"

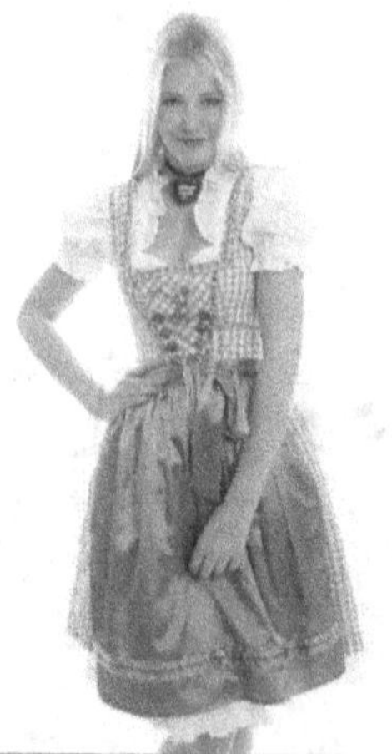

Das gesuchte Kleidungsstück
wird gewöhnlich
von Frauen getragen.

Vor allem in
Süddeutschland und einigen
Alpenregionen wird das
gesuchte Kleidungsstück
gerne zu besonderen
Anlässen angezogen.

Bei dem gesuchten Kleidungsstück handelt es sich um
ein bayerisches und österreichisches Trachtenkleid.

Zusätzlich zu dem gesuchten Trachtenkleid trägt man
bzw. „frau" oft noch eine Schürze.

Die Position der Schleife, mit der die Schürze
gebunden ist, kennzeichnet an dem von uns gesuchten
Kleidungsstück den Beziehungsstatus der Trägerin.

Der gesuchte Begriff lautet:

„Dirndl"

Genau ein Liter Flüssigkeit
geht in den von uns gesuchten Begriff.

Mit Hilfe des gesuchten Gefäßes wird Bier im Bierzelt ausgeliefert.

Es handelt sich bei dem von uns gesuchten Gefäß um einen ganz bestimmten Bierkrug, der besonders auf Oktoberfesten zu finden ist.

Als Sammlerobjekt ist der gesuchte Begriff bei einigen Festbesuchern auch sehr beliebt.

Früher war das hier gesuchte Gefäß üblicherweise aus Ton. Heutzutage ist es aber meistens aus Glas.

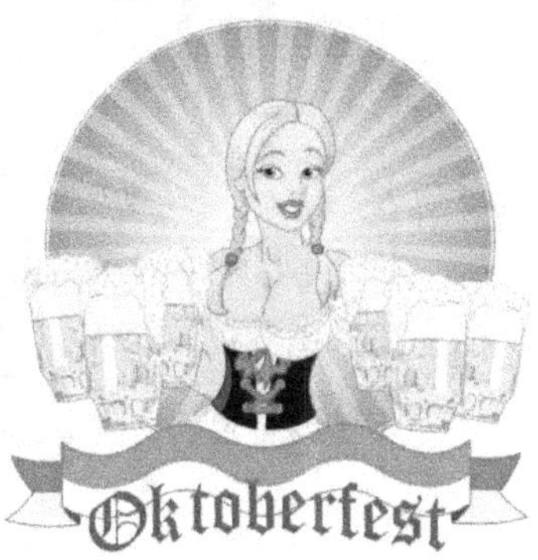

Die Bedienungen im Festzelt haben durch den gesuchten Begriff viel zu tragen.

Der gesuchte Begriff lautet:

„Maßkrug"

Der jetzt gesuchte Begriff ist ein Ort, an dem Glück und Unglück nahe beieinanderliegen.

Wer Pech in der Liebe hat, sollte an diesem Ort sein Glück herausfordern.

Das Glück findet man an diesen Ort meistens in Eimern.

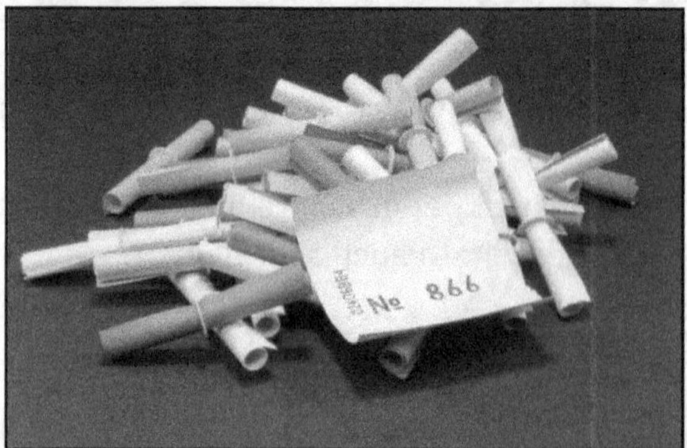

Wenn man an diesem Ort etwas gewinnt, bekommt man seinen Preis sofort.

Mit etwas Glück auf dem Oktoberfest findet man eigentlich immer eine Wurstbude, Schießbude, Fischbude und natürlich auch die von uns gesuchte Bude.

Ein Losverkäufer freut sich über ihren Besuch.

Der gesuchte Begriff lautet:

„Losbude"

Der gesuchte Begriff ist warm, ein gutes Mittel gegen
Erkältungen.

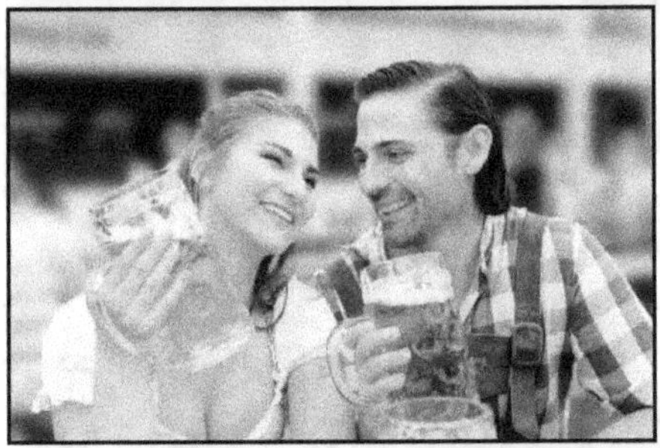

Das gesuchte
Getränk ist ein
kohlensäurehaltiges
Gebräu
aus Hopfen und
Weizen.

Auf dem Oktoberfest, wird der gesuchte Begriff
in einem „Maßkrug" geliefert.

Früher zählte der gesuchte Begriff zum
Standardprogramm von Jahrmärkten und Volksfesten.

Heute findet man diese Attraktion
nur noch sehr selten. Doch auf dem Münchner
Oktoberfest wird man immer noch fündig.

Der gesuchte Begriff ist eine alte Jahrmarktsattraktion
mit dressierten Tieren.

Diese Tiere
sind
wahre Meister
im
Hochsprung
und extrem
stark.

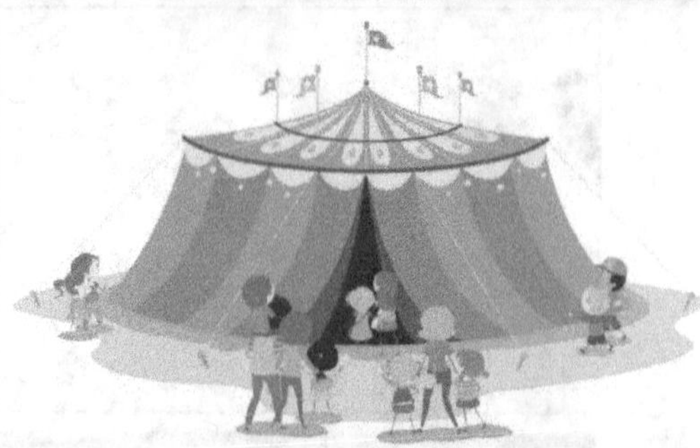

Die Lieblingsspeise dieser tierischen Artisten ist Blut.

Ihre Bühne ist ein kleiner Zirkus auf dem Festplatz, und
dieser Zirkus ist der von uns gesuchte Begriff.

Der gesuchte Begriff lautet:

„Flohzirkus“

Der jetzt gesuchte Begriff
ist ein Kleidungsstück aus Filz.

Wenn Sie den von uns gesuchten Begriff tragen, ist ihr Kopf vor Sonne und Hitze geschützt.

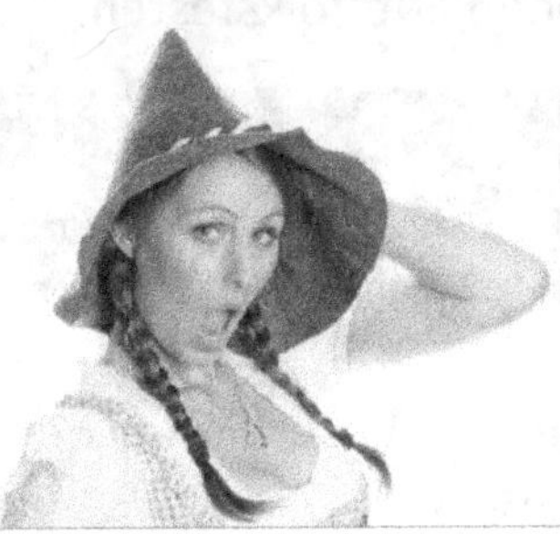

Der gesuchte Begriff ist kein traditioneller Trachtenhut, sondern ein Schlapphut, der häufig mit dem Oktoberfest in Verbindung gebracht wird.

In unseren Vorstellungen tragen Bauernburschen mit einer kurzen bayerischen Trachten-Lederhose die von uns gesuchte typische Kopfbedeckung häufig.

Der von uns gesuchte Schlapphut ist ein spitz zulaufender „Gaudihut", der vor allem von feierlustigen Burschen während der Oktoberfesttage getragen wird.

Auch Josef, Berti und Schorsch tragen diesen Lieblingshut von Seppel zum Oktoberfest sehr gerne.

Der gesuchte Begriff lautet:

„Seppelhut"

Nur besonders mutige Oktoberfestbesucher besuchen die von uns nun gesuchte Attraktion gerne.

Der gesuchte Begriff zählt zu den klassischen und größten Attraktionen auf Volksfesten.

Viele Besucher schreien während der Fahrt in dem von uns gesuchten Fahrgeschäft lauthals.

Es handelt sich hierbei um ein besonders schnelles Fahrgeschäft.

Einige Menschen leiden nach einer Fahrt mit dem von uns gesuchten Fahrgeschäft sogar an Übelkeit.

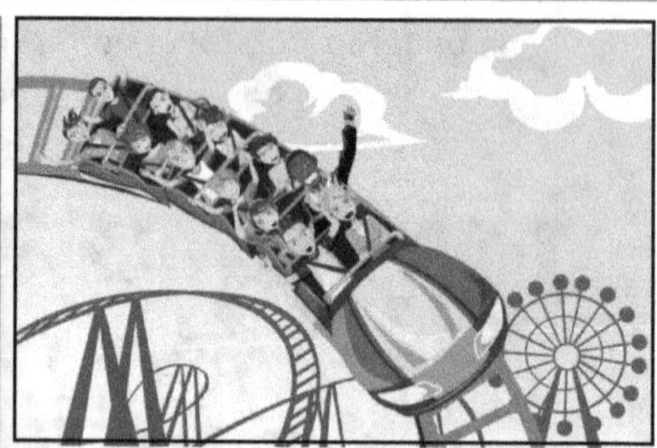

Wer mit dem gesuchten Fahrgeschäft fährt, kann oft während der Fahrt auch einen Überschlag bzw. einen Looping machen.

Der gesuchte Begriff lautet:

„Achterbahn"

Der nun gesuchte Begriff ist das Veranstaltungsgelände
des größten Schützenfests der Welt.

Dass dieses Schützenfest in der Stadt München
stattfindet, weiß hier sicherlich jeder. Gesucht wird
aber das Veranstaltungsgelände in München.

Volksfeste sind meistens immer an bestimmten Orten,
zum Beispiel auf Schützenplätzen oder
Volksfestplätzen, und das Münchner Oktoberfest eben
auf den „Wiesn". Doch der von uns gesuchte Begriff ist
die offizielle Bezeichnung des Geländes.

Am Rande des von uns gesuchten Geländes
stehen auch die Ruhmeshalle
sowie die bekannte Statue der Bavaria.

Früher wurde der gesuchte Platz auch oft als
Pferderennbahn benutzt.

Benannt wurde das gesuchte Gelände nach Therese
von Sachsen-Hildburghausen, anlässlich ihrer Hochzeit
mit Kronprinz Ludwig im Jahre 1810.

Der gesuchte Begriff lautet:

„Theresienwiese"

Mit der von uns gesuchten Süßigkeit
verbinden Sie sicherlich auch die ein oder andere
Kindheitserinnerung.

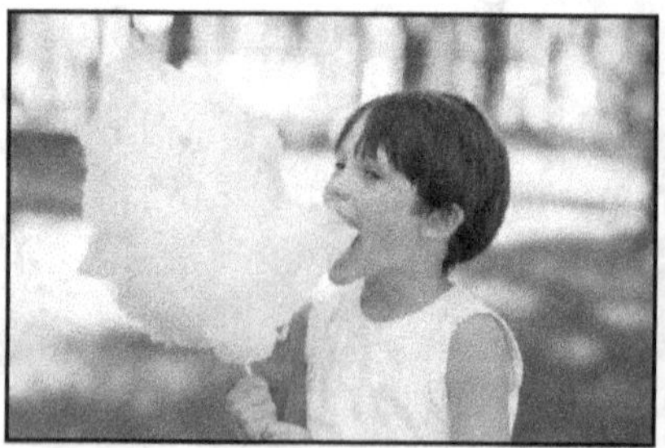

Diese Süßigkeit ist meistens größer als ein ganzer Kopf,
aber dennoch sehr leicht.

Mit Hilfe einer Maschine wird Kristallzucker erhitzt,
und es entstehen Zuckerfäden.
Diese werden mit einem Holzstab aufgewickelt.

Der von uns gesuchte Begriff besteht immer aus Leder.

Der gesuchte Begriff ist heute meistens sehr „üppig" mit
Ornamenten verziert.

Der gesuchte Begriff war früher
auf dem Land als praktische
Arbeitshose vor allen bei Männern
sehr beliebt.

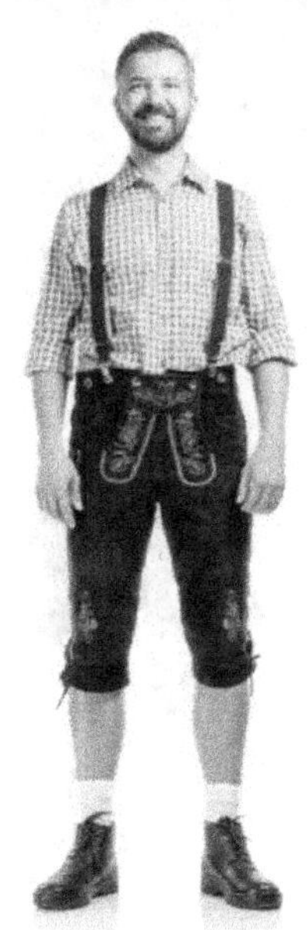

In der Nachkriegszeit zählte der
gesuchte Begriff in Deutschland
und Österreich zu der beliebtesten
Kinderkleidung für Jungen.

Heute wird der gesuchte Begriff
kaum noch als Arbeitshose
verwendet, sondern eher als
Trachten- oder Freizeithose.

Der gesuchte Begriff lautet:

„Lederhose"

Dieser Wettbewerb wird jedes Jahr wieder aufs Neue vom Bayerischen Brauerbund ausgeschrieben.

Die erste Wahl der von uns gesuchten Bayerischen „Hoheit", fand am 17. November 2009 in München statt.

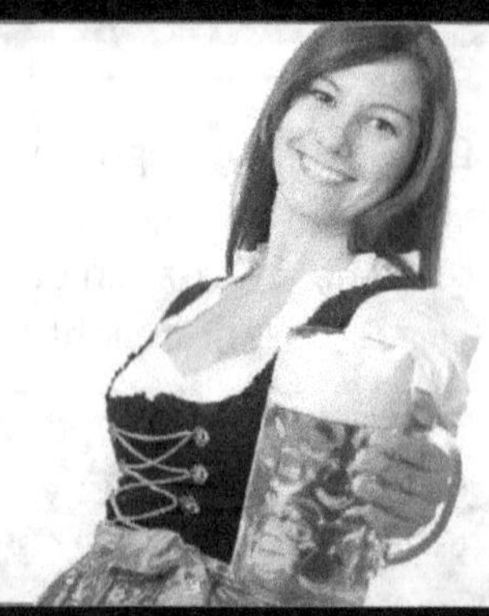

Wer es tatsächlich schafft, das bayerische Bier repräsentieren zu dürfen, fühlt sich dabei sicherlich wie ein König bzw. hier wie eine Königin.

Bei dem jetzt gesuchten Begriff handelt es sich um einen sehr „herzlichen" Begriff.

Meist schenkt man den hier gesuchten Begriff seinem Herzblatt während des Oktoberfestbesuches.

Es kommt aber auch vor, dass der gesuchte Begriff als schöne Erinnerung oder Souvenir erworben wird.

Bei dem gesuchten Begriff handelt es sich um ein süßes und kräftig gewürztes Gebäck.

Der gesuchte Begriff hat oft ein kleines Bändchen, sodass man sich diesen Begriff um den Hals hängen kann.

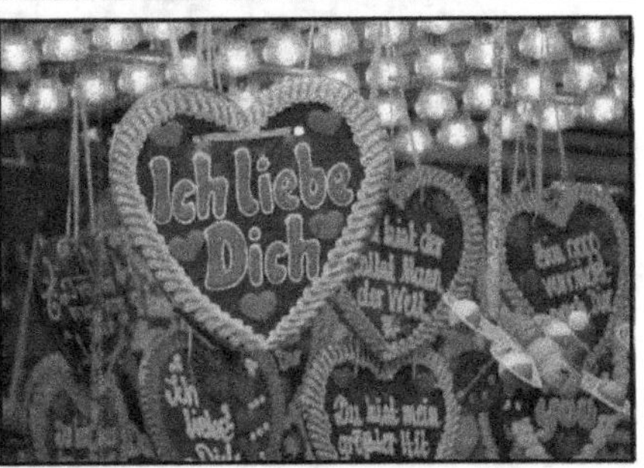

Meist steht auch auf dem gesuchten Gebäck ein kleiner Spruch aus Zuckerguss.

Der gesuchte Begriff lautet:

„Lebkuchenherz"

Der nun gesuchte Begriff ist eine sehr alte Jahrmarktsattraktion, die heute nur noch selten auf Volksfesten zu finden ist.

Mit der gesuchten Jahrmarktsattraktion können Mädel und Buben ihre Kraft messen.

Für diese Jahrmarktsattraktion benötigt man außer Kraft auch immer einen Hammer.

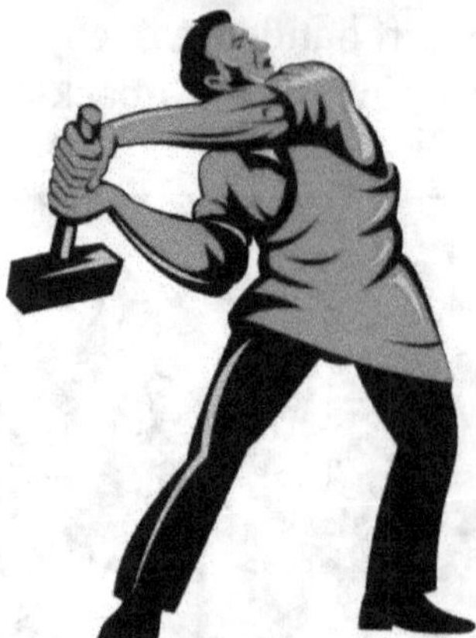

Nicht nur Lukas kann viel Spaß an dieser Jahrmarktsattraktion haben, sondern auch alle anderen Haudegen.

Nur wer wirklich stark ist, hört am Ende ein lautes Klingeln.

Peinlich wird es meistens aber für den Teilnehmer, wenn man das Klingeln nicht hört.

Der gesuchte Begriff lautet:

„Hau den Lukas"

Auch bei dem nächsten Suchbegriff handelt es sich wieder
einmal um eine etwas ältere Jahrmarktsattraktion.

Bei dieser Jahrmarktsattraktion befindet man sich auf
einem Schiff, das sich bewegt,
aber dieses Schiff befindet sich dabei niemals im Wasser.

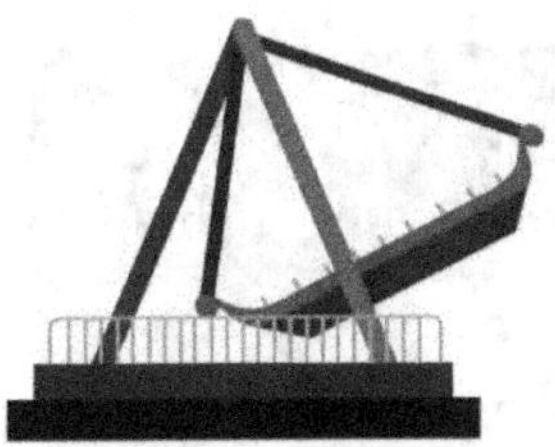

Das Schiff, in dem der
Fahrgast sich befindet,
fährt ständig vor und
zurück und kommt so
eigentlich überhaupt nicht
vorwärts.

Der gesuchte Begriff ist
eine Schaukel, die
üblicherweise nicht an
Seilen, sondern an einer
Stahlkonstruktion
aufgehängt ist.

Traditionell hat man
früher dieses Fahrgeschäft
mit eigener Muskelkraft
angetrieben.
Das war ganz schön
anstrengend.

Als Fahrgast kann man seine Fahrt bei diesem
Fahrgeschäft nicht selbst abbrechen.
Das kann nur der Schiffschaukelbremser.
Wie heißt also die hier gesuchte Jahrmarktsattraktion?

Der gesuchte Begriff lautet:
„Luftschaukel/Schiffschaukel"

Andere bekannte Festzüge sind auch zum Beispiel
Karnevalsumzüge und Schützenausmärsche.
Doch welche besondere Parade könnten wir zu unserem
heutigen Thema „Oktoberfest" wohl suchen?

Der von uns gesuchte Festzug ist seit 1950 ein fester,
traditioneller Bestandteil des Oktoberfestes.

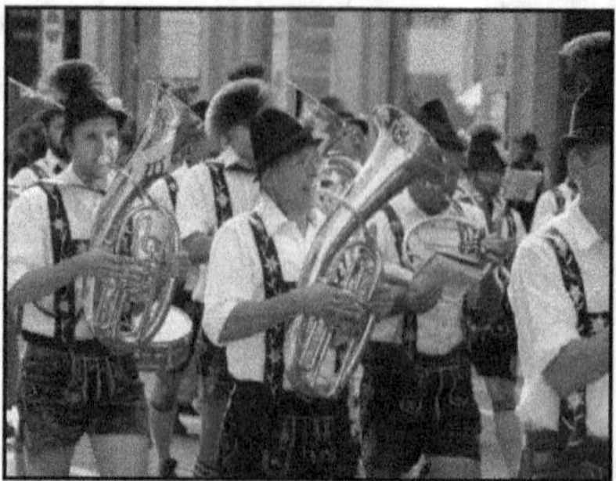

Sie haben die Lösung noch nicht gefunden? Denken Sie
noch einmal nach. Es ist ein Festumzug mit Trachten!

Ohne das gesuchte Objekt wäre jedes Volksfest nur halb so schön.

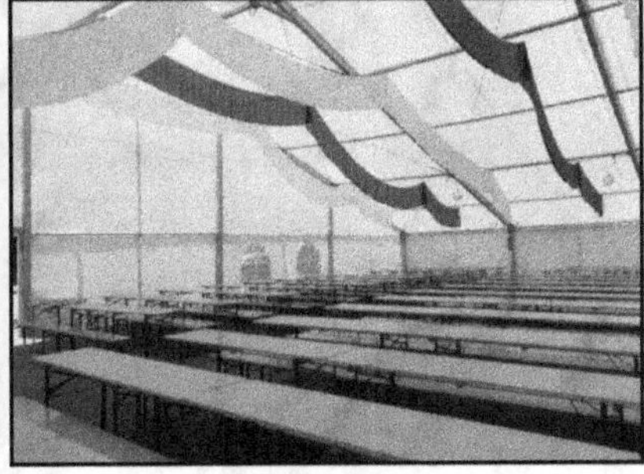

An dem gesuchten Ort
wird kräftig getrunken, gefeiert und gegessen.

Der gesuchte Begriff ist ein großes Zelt auf dem Oktoberfest. Was für ein Zelt könnten wir hier suchen?

Auch dieser von uns gesuchte Begriff darf auf keinem
Oktoberfest fehlen.

Ein warmer Gaumenschmaus ist der gesuchte Begriff
wahrhaftig für jeden.

Nun ja, vielleicht doch nicht für jeden, denn Veganer und
Vegetarier würden den gesuchten Begriff nicht genießen.

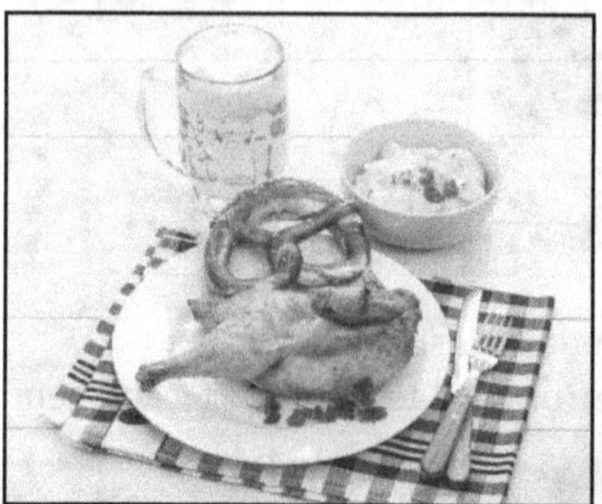

Den von uns gesuchten
Begriff darf man gerne
auch mit den Fingern und
ohne Besteck verspeisen.

Goldbraun und kross
wird der gesuchte
Begriff gegrillt.

Der von uns gesuchte begriff
wird auch Broiler, Hähnchen, Grillhähnchen, Brathuhn
oder Grillhuhn
genannt.
Wissen Sie auch, wie es auf dem Oktoberfest in Bayern
genannt wird?

Der gesuchte Begriff lautet:
„Hendl (Brathähnchen)"

Mit dem nächsten Begriff
geht es auf dem Oktoberfest hoch hinaus.

Der gesuchte
Begriff
dient sogar
verschiedenen Städten
als eindrucksvolles
Wahrzeichen.

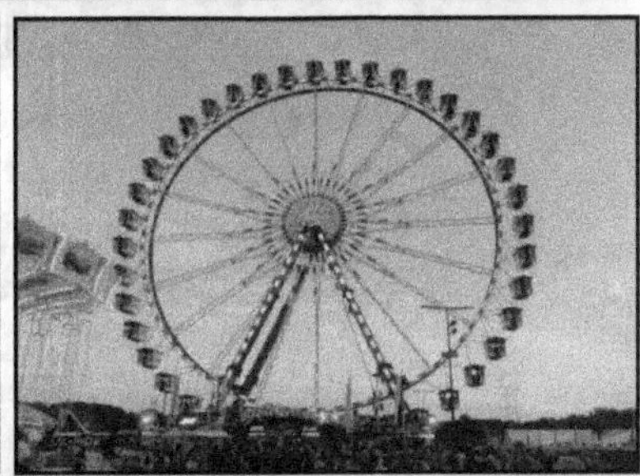

Der gesuchte Begriff ist ein beliebtes langsames
Fahrgeschäft, das sowohl bei jungen wie auch älteren
Fahrgästen sehr beliebt ist.

Die Fahrgäste sitzen bei dem gesuchten Begriff
meistens in einer Gondel.

In Nevada steht das größte und höchste von uns
gesuchte Fahrgeschäft der Welt. Es ist 167 Meter hoch.

Das gesuchte Fahrgeschäft erinnert jeden Betrachter
sofort an ein übergroßes Rad.
An ein echt „riesiges" Rad.

Der gesuchte Begriff lautet:

„Riesenrad"

Der von uns gesuchte Begriff ist ein beliebtes Schmankerl (besonderer Leckerbissen) auf der Wiesn in München.

Der gesuchte Begriff, ist die „weiße" Lieblingswurzel der Bayern.

Zu einer typischen bayerischen Brotzeit gehört Obatzter, eine bayrische Käsespezialität, eine Brezel und natürlich der von uns gesuchte Begriff.

Der von uns gesuchte Begriff wird in Bayern in dünne (ca. 1 Millimeter starke) Scheiben geschnitten und stark gesalzen.

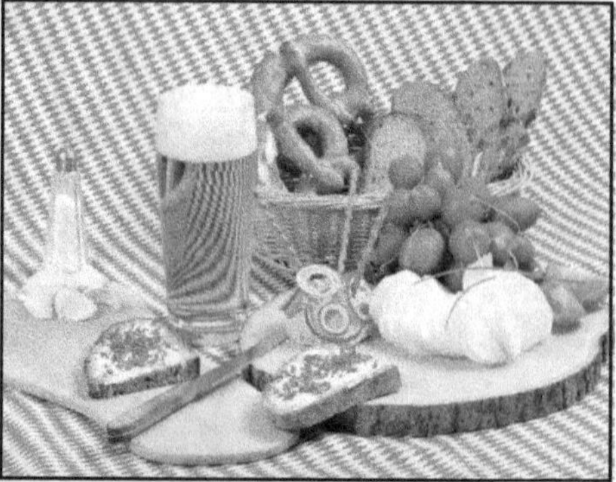

In Bayern und Österreich ist der gesuchte Begriff eine übliche Bezeichnung für den Bier-Rettich.

Der gesuchte Begriff ist ein Gemüse, von dem nur die Wurzel (Rübe) genutzt wird.

Der gesuchte Begriff lautet:

„Radi/Rettich"

Es handelt sich hierbei um eine beliebte Beilage.

Die gesuchte Beilage ist eine leckere Spezialität der süddeutschen, österreichischen und böhmischen Küche.

Besonders häufig wird die gesuchte Beilage zu Schweinebraten serviert. Aber auch zu verschiedenen Linsengerichten oder schmackhaften Pilzen in Sahnesauce wird der gesuchte Begriff gerne gereicht.

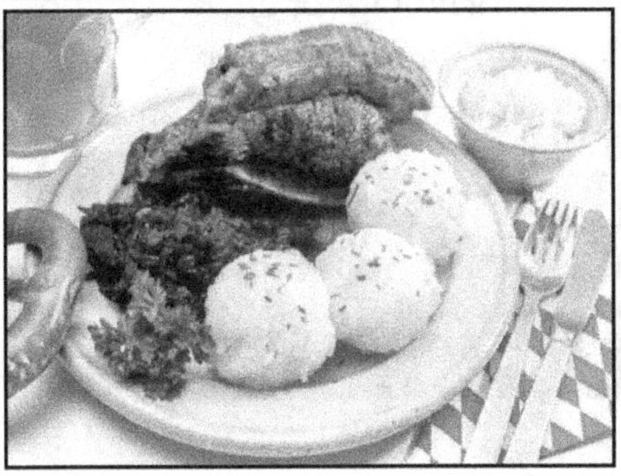

Der gesuchte Begriff besteht aus alten Brötchen, die in Milch eingeweicht wurden. Tipp: In Bayern nennt man Brötchen auch Semmel.

Der von uns gesuchte Begriff hat eine kugelige Form, so wie ein Kloß oder Knödel.

Der gesuchte Begriff lautet:
„Semmeknedl/Semmelknödel"

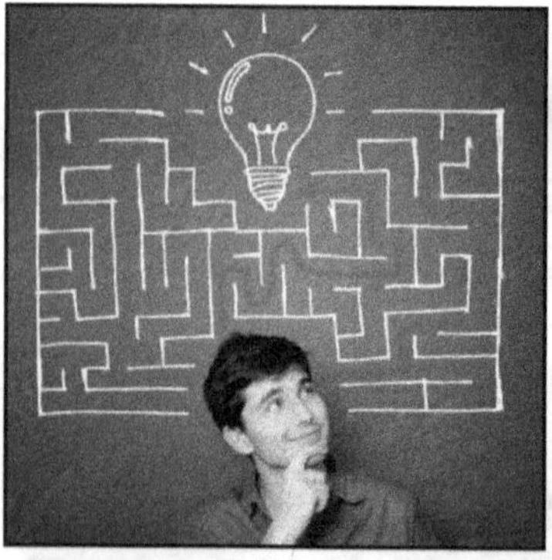

Der jetzt gesuchte Begriff ist wieder eine beliebte und sehr alte Jahrmarktsattraktion.

Bei dieser Attraktion begegnet man sich häufig selbst.

Es handelt sich bei dem gesuchten Begriff aber nicht um ein Fahrgeschäft.

Zu Fuß begibt man sich hier auf ein besonderes Abenteuer, was den einen
oder anderen Besucher sehr verwirren kann.

Manche Menschen können diese von uns hier gesuchte Jahrmarktsattraktion
nicht ohne fremde Hilfe wieder verlassen.

Der Besucher muss bei dieser Jahrmarktsattraktion durch einen besonderen Irrgarten gehen und versuchen, den Ausgang selbständig zu finden.

Der gesuchte Begriff lautet:

„Spiegellabyrinth"

Da es auf einem Oktoberfest eine Vielzahl von Karussells und Schlemmerbuden gibt, verwundert es sicherlich hier niemanden, dass der nächste Begriff wieder etwas zum Vernaschen ist.

Der Verkaufsstand, an dem unser gesuchter Begriff angeboten wird, duftet meistens sehr verführerisch.

Der gesuchte Begriff wird an einem Spieß vernascht.

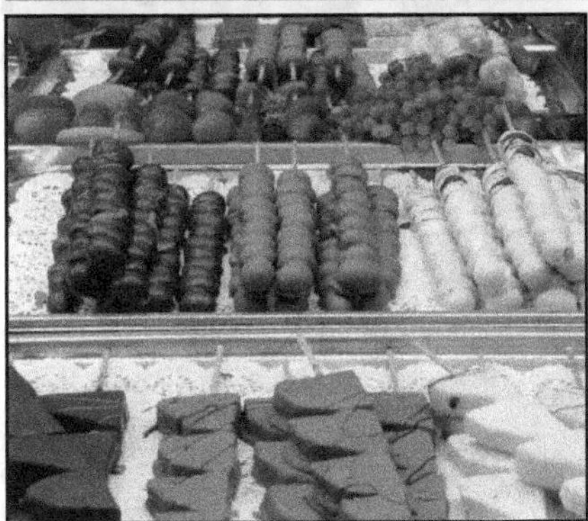

Wer Schaschlik-Spieße kennt, kennt auch diese süße Variante ohne Fleisch.

Der natürliche Inhalt ist umhüllt von leckerer Schokolade.

Bei dieser süßen Versuchung handelt es sich um eine süße Kombination aus Obst, zum Beispiel Bananen oder Erdbeeren, und Schokolade.

Der gesuchte Begriff lautet:

„Schokofrüchte"

Dieser von uns gesuchte bayerische Begriff beschreibt etwas, was jeder auf dem Oktoberfest unbedingt erleben möchte.

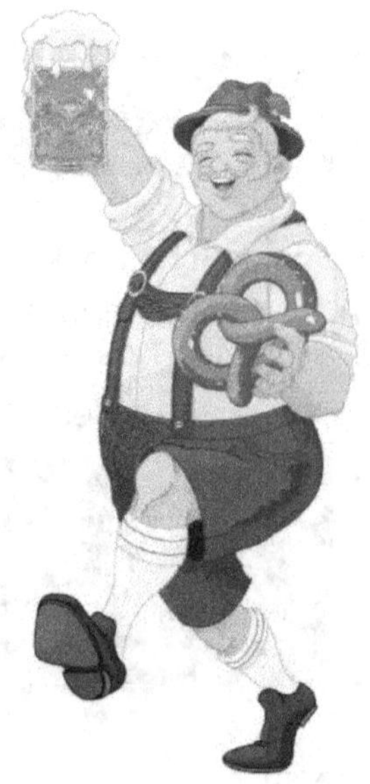

Dieser Begriff ist der wahrhaftige Grund, warum jedes Jahr so viele Menschen das Oktoberfest besuchen.

Der Besuch des Oktoberfestes ist meistens sehr teuer, aber der gesuchte Begriff ist tatsächlich auch umsonst zu bekommen.

Gesucht wird die bayerische Bezeichnung für Spaß und Freude.

Jeder, der auf dem Oktoberfest feiert und Spaß hat, hat eine Mords...

Der gesuchte Begriff lautet:

„Gaudi (Spaß)"

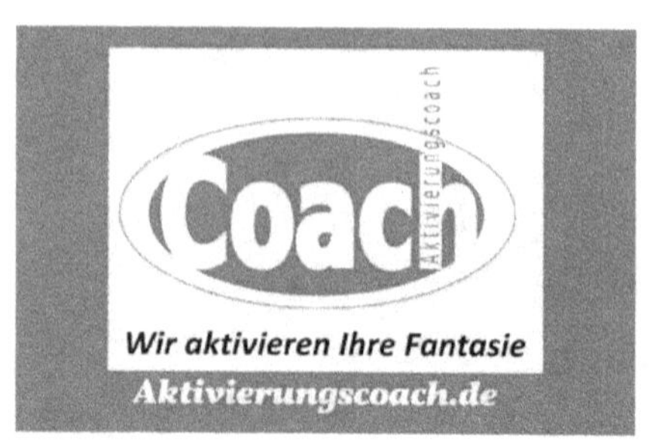

Quellenangabe:

Autor: Denis Geier

Illustration Buchcover(Gegenstände): © Can Stock Photo / ramonakaulitzki, Buchcover Hintergrundillustration:© Can Stock Photo / opicobello, Illustration Buchcover auf der Rückseite: © Can Stock Photo / Natalia Hubbert, Illustration Seite 1, 9: © Can Stock Photo / Dazdraperma, Foto Seite 6: © pixabay / guvo59, Illustration Seite 7: Schmidsi, Foto Seite 8: © Can Stock Photo / Sehenswerk, Foto Seite 10: © Can Stock Photo / JFsPic, Foto Seite 11: © Can Stock Photo / franky242, Illustration Seite 12: © Can Stock Photo / lenm, Foto Seite 13: © Can Stock Photo / Hootie2710, Illustration Seite 14: © Can Stock Photo / Artisticco, Foto Seite 16: © Can Stock Photo / Lester120, Foto Seite 17: © Can Stock Photo / halfpoint, Foto Seite 18: © Can Stock Photo / fotodesign_jegg, Foto Seite 19: © pixabay / kiragrafie, Illustration Seite 20: © Can Stock Photo / patrimonio, Illustration Seite 21: © Can Stock Photo / LAUDISENO, Foto Seite 22: © pixabay / inspiratory, Foto Seite 23: © pixabay / stux, Foto Seite 24: © Can Stock Photo / diamant24, Foto Seite 25: © pixabay / motointermedia, Foto Seite 26: © Can Stock Photo / kabVisio, Foto Seite 27: © Can Stock Photo / gajdamak, Foto Seite 28: © Can Stock Photo / ferli, Foto Seite 29: © pixabay / Hans, Illustration Seite 30: © Can Stock Photo / Dazdraperma.

Sehr geehrte Leserinnen und Leser,

stetig sind wir bemüht, Ihnen interessante und spannende Buchprojekte zu präsentieren. Dabei versuchen wir auch, Ihnen als freie Selfpublisher möglichst professionelle und unterhaltsame Texte anzubieten. Alle diese Texte werden mit großer Liebe und Hingabe erstellt und anschließend von einem professionellen Korrektor geprüft. Dennoch kann es vorkommen, dass sich der ein oder andere kleine Fehler trotz aller Sorgfalt eingeschlichen hat. Sollte dies der Fall sein, bitten wir, dies zu entschuldigen. Über eine kurze Info- bzw. Fehler-E-Mail würden wir uns freuen, sodass wir diesen Fehler zeitnah entfernen können.

Wir wünschen Ihnen weiter viel Vergnügen mit unseren Büchern und verbleiben mit freundlichen Grüßen

Denis Geier